Die unsichtbaren Freunde

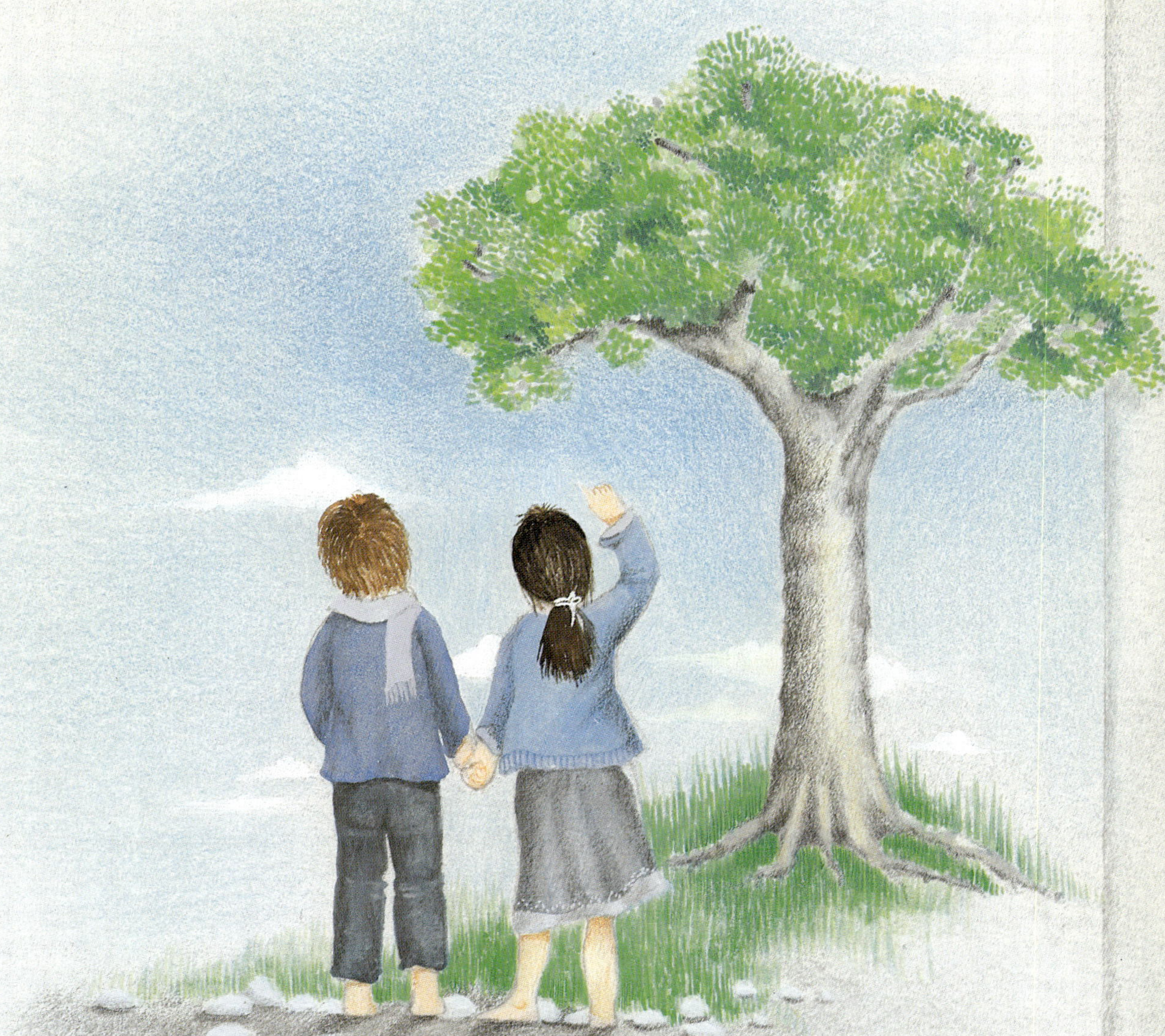

Elisabeth Kübler-Ross

Die unsichtbaren Freunde

Aus dem Amerikanischen übertragen von
Barbara Ackermann

Bilder von Madlaina Rothmayr

Oesch Verlag

Peter und Susanne sind gute Freunde. Sie wohnen Tür an Tür. Weil sie noch nicht zur Schule gehen, spielen sie oft zusammen im Hinterhof. Im Sandkasten neben dem grossen Baum bauen sie die schönsten Burgen.

Peter und Susanne haben ein Geheimnis: Keiner weiss, dass sie im Sandkasten nicht allein sind. Niemand hört, wenn sie mit ihren Freunden reden. Von den Dingen, die ihre Freunde erzählen, verstehen die Erwachsenen nichts. Vielleicht haben sie sie auch nur vergessen.

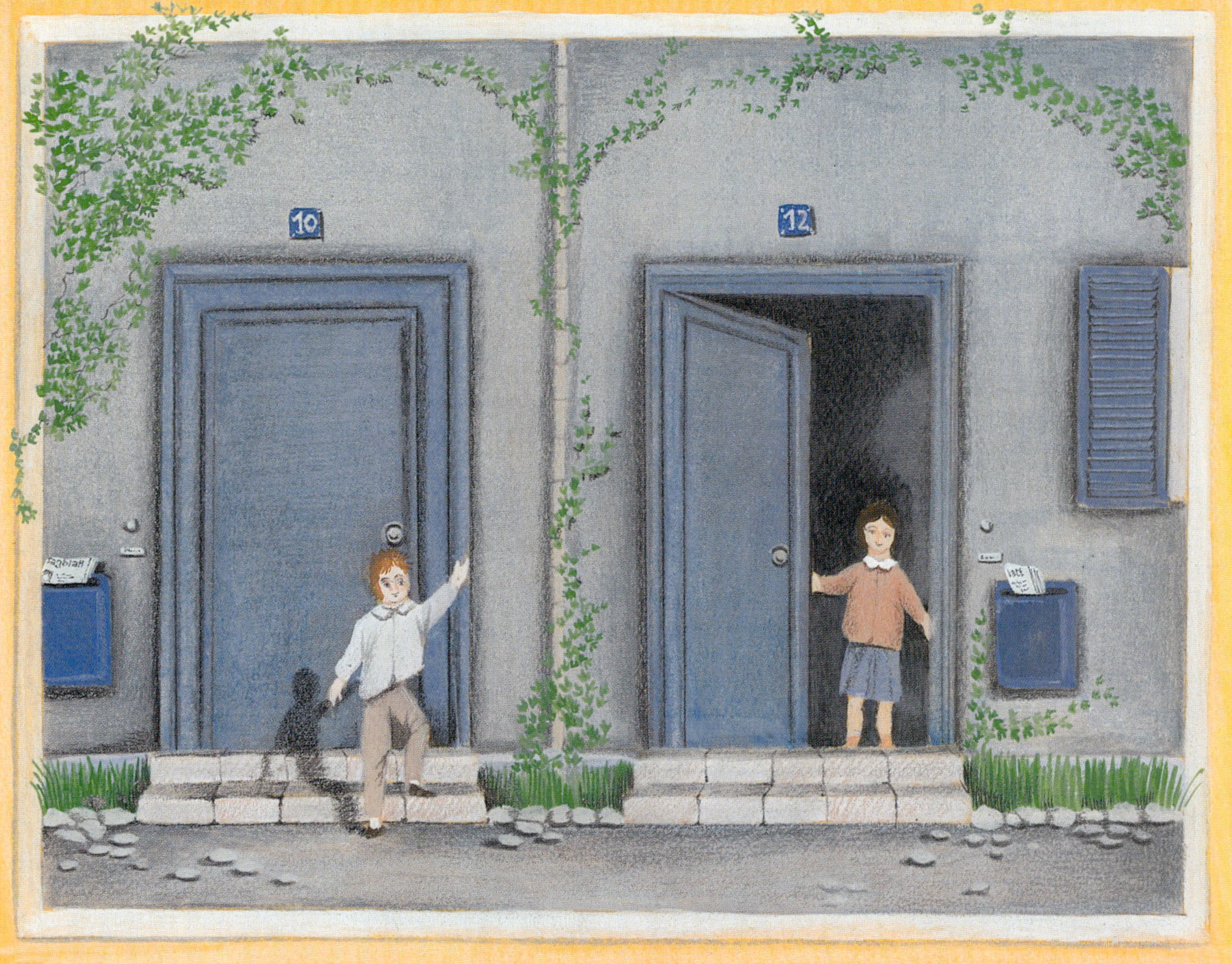

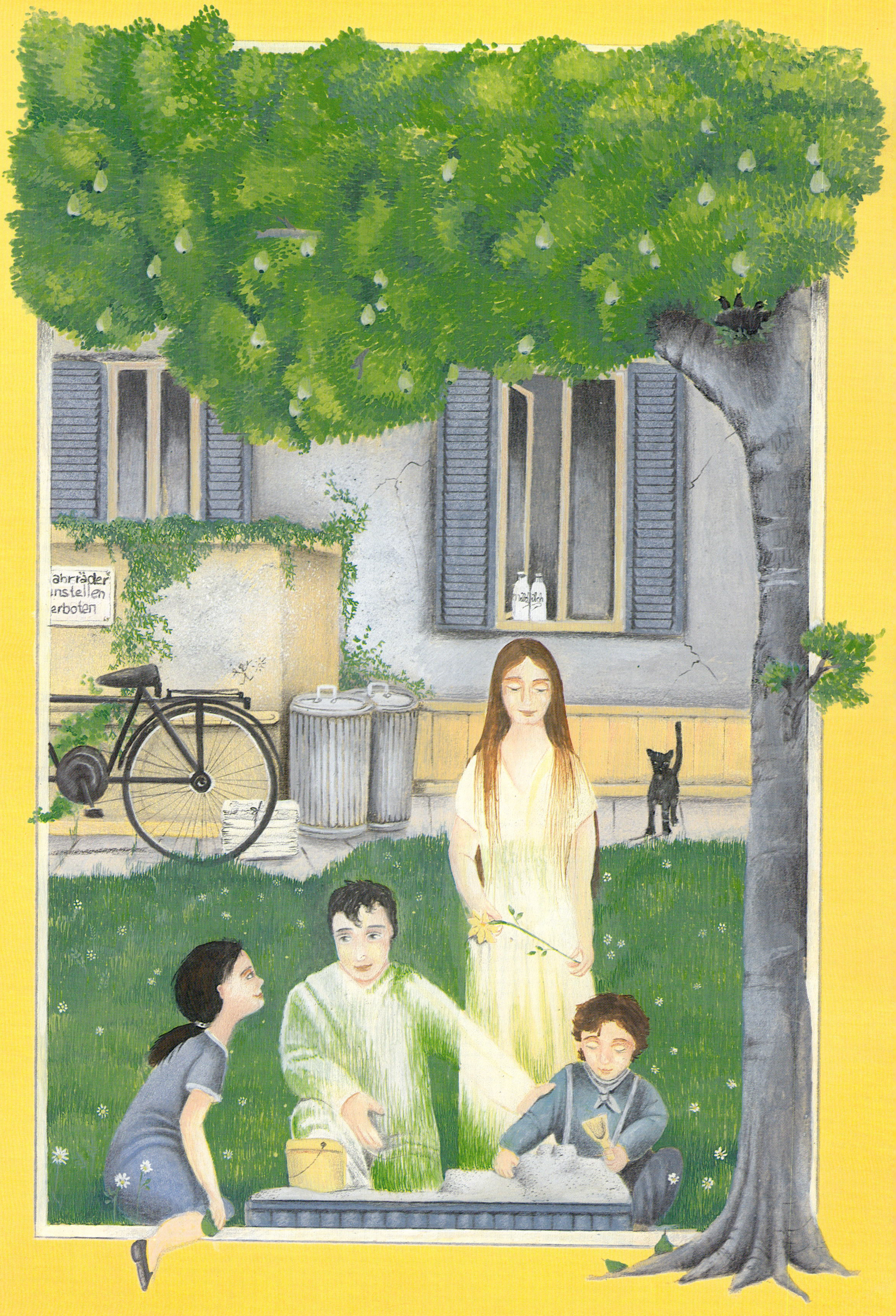
ahrräder
nstellen
erboten

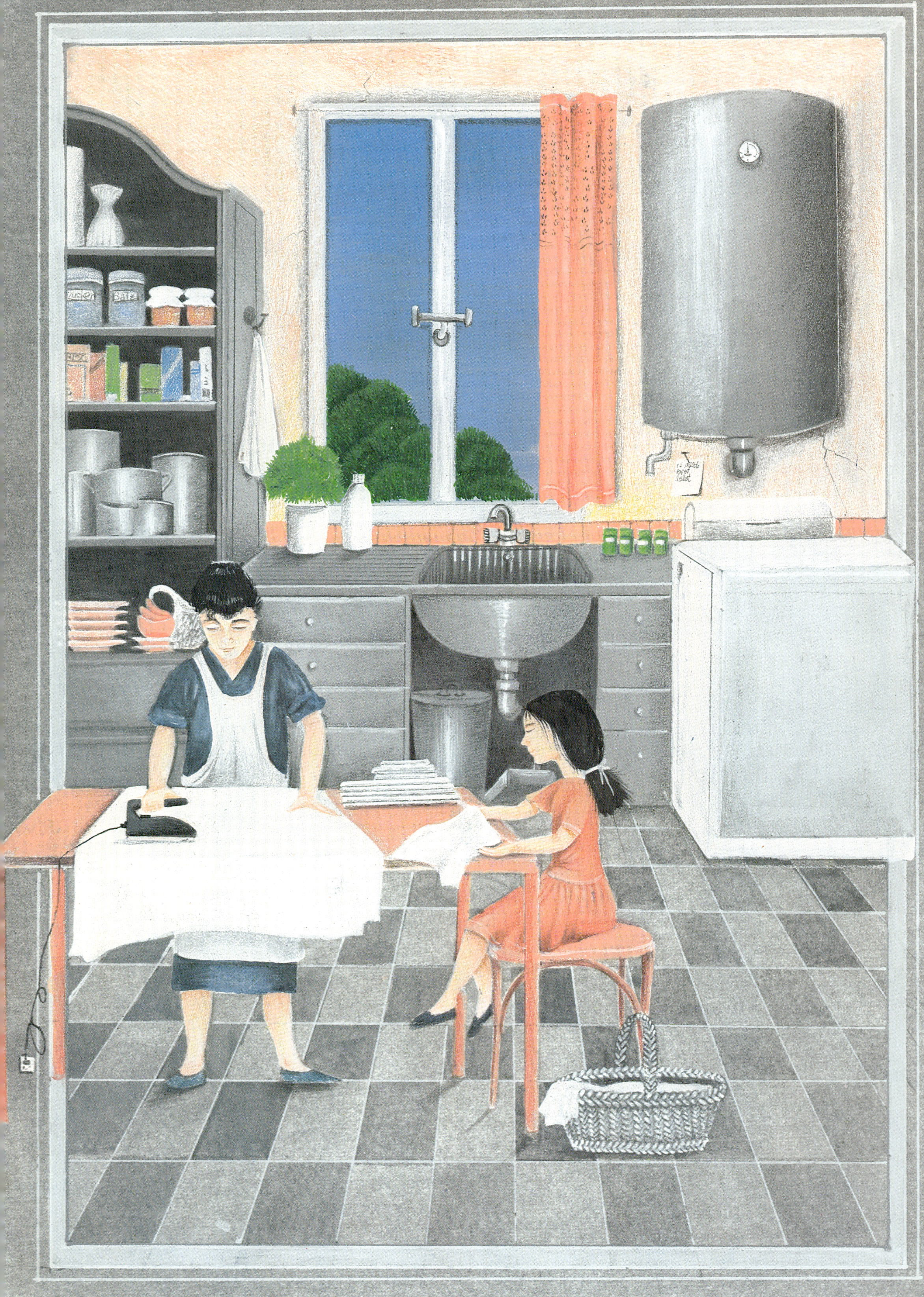
Zucker
Salz

Susannes Vater ist letztes Jahr gestorben. Jetzt muss ihre Mutter für andere Leute nähen. Oft kann sie kaum die Rechnungen bezahlen und ist sehr traurig.

Manchmal muss Susanne nach Hause, lange bevor es dunkel wird. Gerade dann, wenn sie und Peter mit Theresa und Willi zusammen sind. Theresa und Willi sind ganz besondere, aussergewöhnliche Freunde.

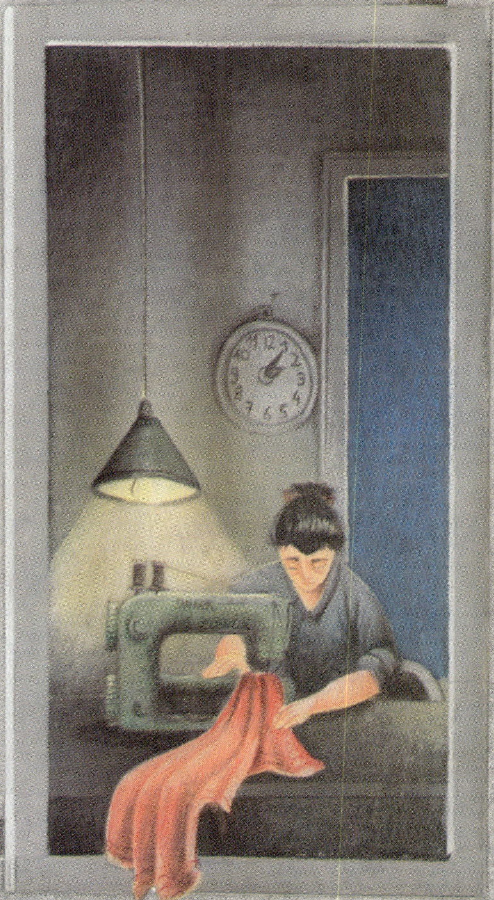

Willi möchte, dass Susanne auf ihre Mutter hört. Er singt ihr vor und bringt sie zum Lachen. «Lachen», sagt er, «macht die Menschen glücklich und Gott fröhlich.» Ohne Willi hätte Susanne wohl auch ein so trauriges Gesicht wie ihre Mutter.

Peters Eltern gehen beide arbeiten. Deshalb sorgt Susannes Mutter für ihn, bis sein grosser Bruder und seine Schwester von der Schule kommen.

Dann rennt ihnen Peter entgegen und möchte von Theresa erzählen, seiner Freundin, die bei ihm ist, wenn er mit Susanne spielt oder sich einsam fühlt.

Aber seine Geschwister lachen ihn nur aus. «Er spinnt ein bisschen», sagt Hans. Emma meint: «Warte nur, bis er in die Schule kommt, dann hört er von selbst damit auf.» Und Peter muss den Tisch decken, damit alles bereit ist, wenn die Eltern nach Hause kommen.

Eines Abends geht Peter ganz traurig zu Bett. Bevor er einschläft, denkt er: «Warum wollen Hans und Emma nichts von Theresa und Willi wissen?»

Im Traum hört er eine seltsame Musik. Plötzlich beginnt er zu schweben. Eine unbekannte Kraft trägt ihn durchs Kamin, hinaus über die Dächer der Stadt, höher und höher, den Sternen entgegen.

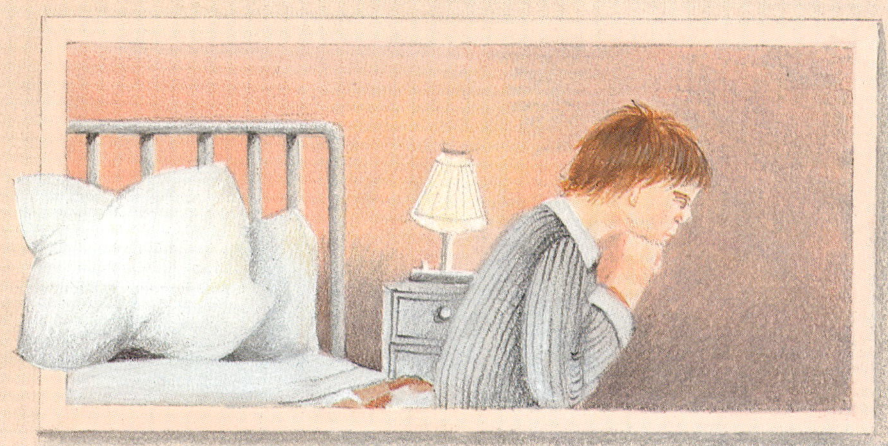

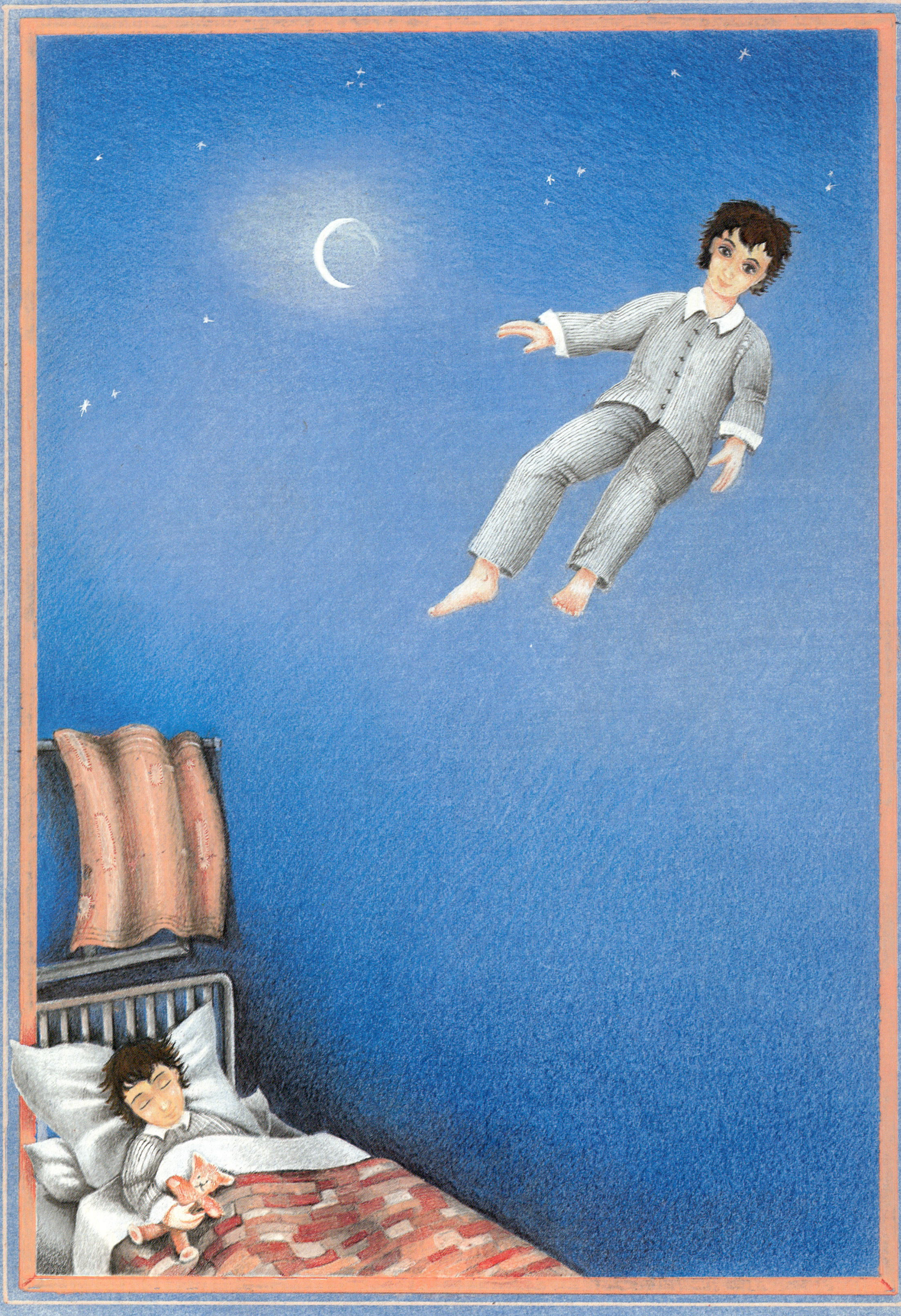

Noch nie zuvor war Peter so glücklich, so leicht, so vollkommen frei und ohne Angst. Er kann es zwar nicht verstehen, aber er merkt, dass er gedankenschnell überall dort hinfliegen kann, wo er sein möchte.

Plötzlich fliegen Theresa und Willi neben ihm. Sie freuen sich über Peters strahlendes Gesicht, über die Erregung, die er empfindet, weil er zum erstenmal ohne seinen Körper auf der Reise ist.

Peter denkt an Susanne. Er möchte dieses Abenteuer mit ihr zusammen erleben. Die Farben sind so schön und leuchtend. Eine fremde, liebliche Musik erfüllt die Luft.

Kaum hat Peter an Susanne gedacht, ist er auch schon bei ihr, in ihrem Zimmer. Sie weint in ihr Kissen. Die Mutter hatte ihr vorgeworfen, sie sage nicht die Wahrheit. Dabei wollte sie ihr doch nur von Willis Besuchen am Sandkasten erzählen und ihr erklären, dass ihr Lachen die Menschen glücklich und Gott fröhlich mache.

Willi steht neben ihr und streckt die Hand aus. Bevor Susanne weiss, wie ihr geschieht, folgt sie Peter, Theresa und Willi in die andere Welt. Willi singt ihnen ein Lied.

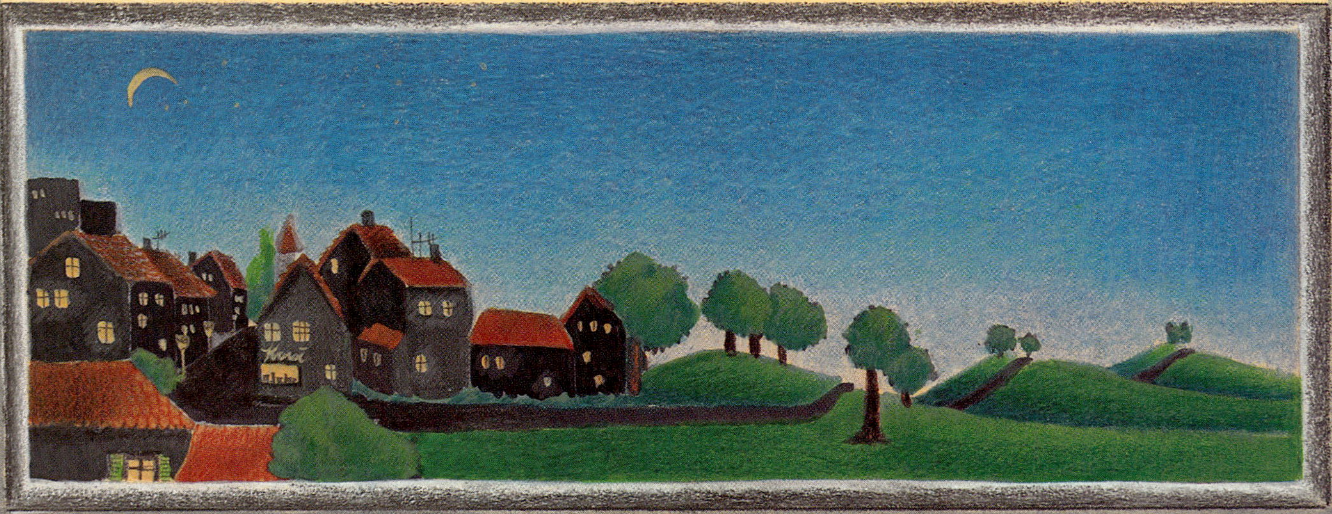

Kommt in meine Welt, meine Kinder.
Kommt in das Land des Friedens.
Kommt in das Land der Liebe
– in das Land, wo es keine Tränen gibt
und keinen Schmerz.
Kommt in meine Welt, meine Kinder!

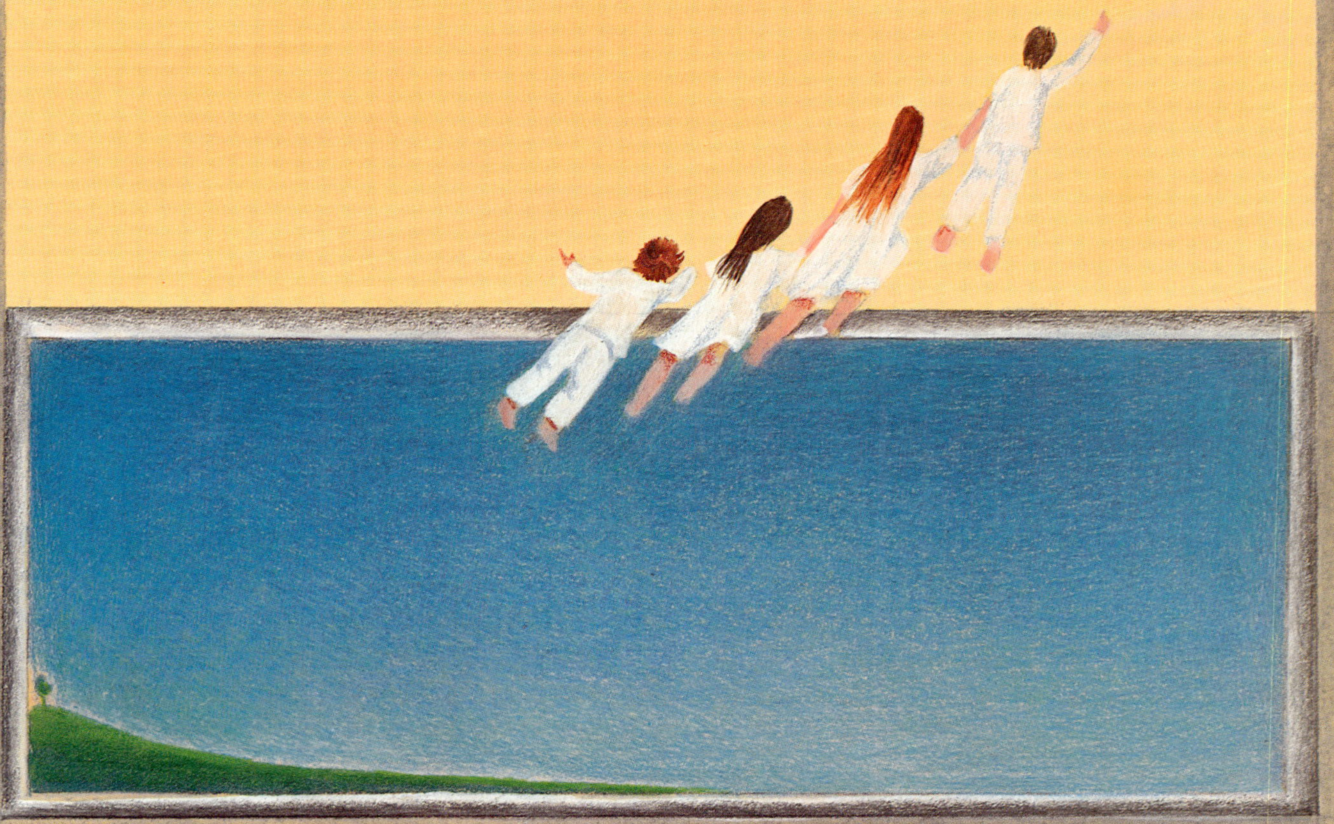

Noch nie haben Peter und Susanne eine so wunderschöne Stimme gehört. Noch nie haben sie solche Farben gesehen. Sie schweben durch die Luft, als ob sie Flügel hätten.

Sie halten an. Überall blühen Blumen. Sie duften besser als tausend Rosen. Viele Menschen sind da, Menschen jeden Alters und jeder Hautfarbe. Alle sind sie schön. Da ist kein lautes Wort. Kein Schimpfen und Streiten, kein Drängen und Schieben. «So ruhig und friedlich,» denkt Peter, «sollte es auch bei uns zu Hause sein.»

Theresa und Willi führen die Kinder zu einer kleinen Wiese am Ufer eines Teiches.

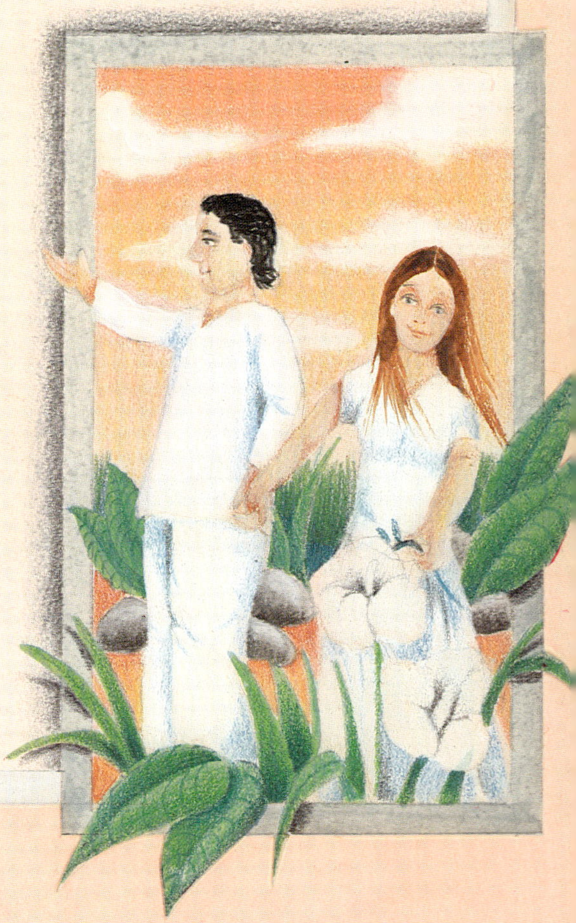

Theresa und Willi ziehen ihre Kleider aus und springen ins klare Wasser. Sie lachen und winken den Kindern.

Hier ist es natürlich, nackt zu sein, und es ist schön. «Was würde wohl mein Vater sagen, wenn er mich so sehen könnte?», fragt sich Peter.

Willi kennt die Gedanken der Kinder. «Gott hat unsere Körper geschaffen,» erklärt er ihnen. «Wir dürfen darauf stolz sein. Nie sollten wir unsere Körper miteinander vergleichen und entscheiden, welcher schöner und welcher hässlicher ist. In der ganzen Milchstrasse gleicht kein Körper dem andern.»

Susanne will wissen, was eine «Milchstrasse» ist. Und so reden sie noch lange, hören zu, lachen und sind zusammen.

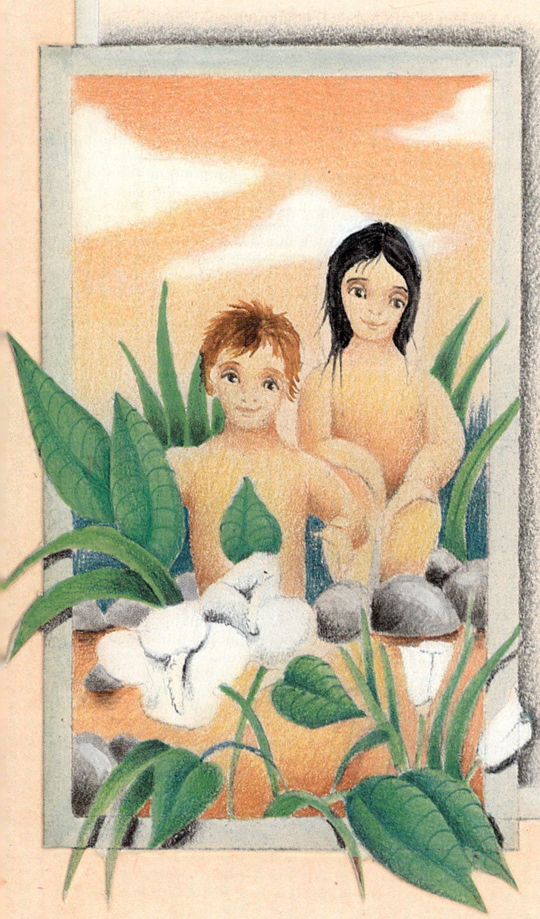

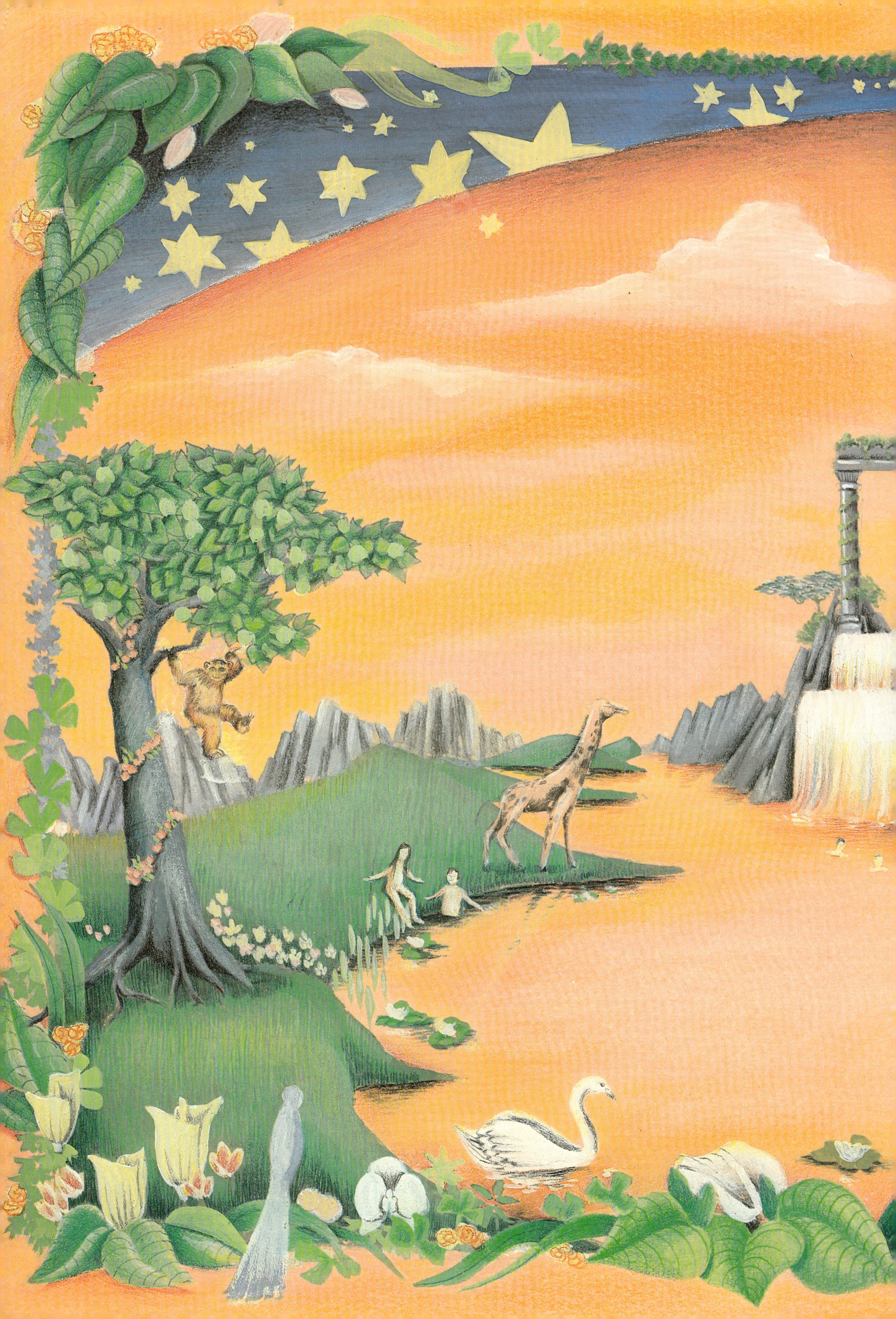

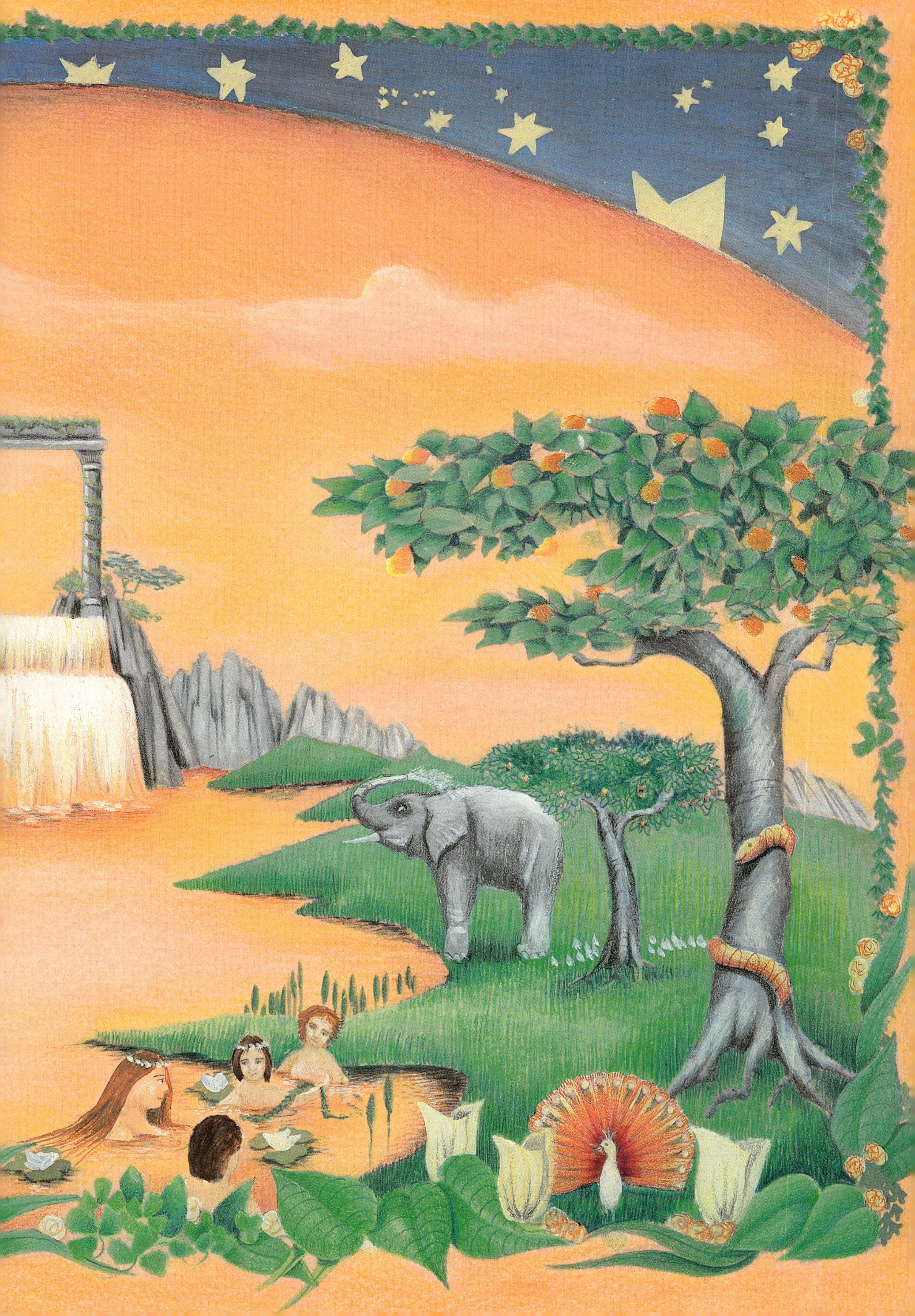

Sie bewegen ihre Lippen nicht, wenn sie miteinander reden. Jeder liest die Gedanken des anderen. Sie verstehen sich ohne Worte. Das erinnert Peter an die Kinder, die nicht hören und nicht sprechen können. Im Bus hat er ihnen einmal zugesehen, wie sie sich ohne Worte, aber mit den Händen unterhielten. In dieser anderen Welt braucht man nicht einmal die Hände dazu.

Theresa steigt langsam aus dem Wasser und zeigt auf ein fernes Licht. «Komm», sagt sie zu Willi, «wir wollen Susanne und Peter die Milchstrasse zeigen.»

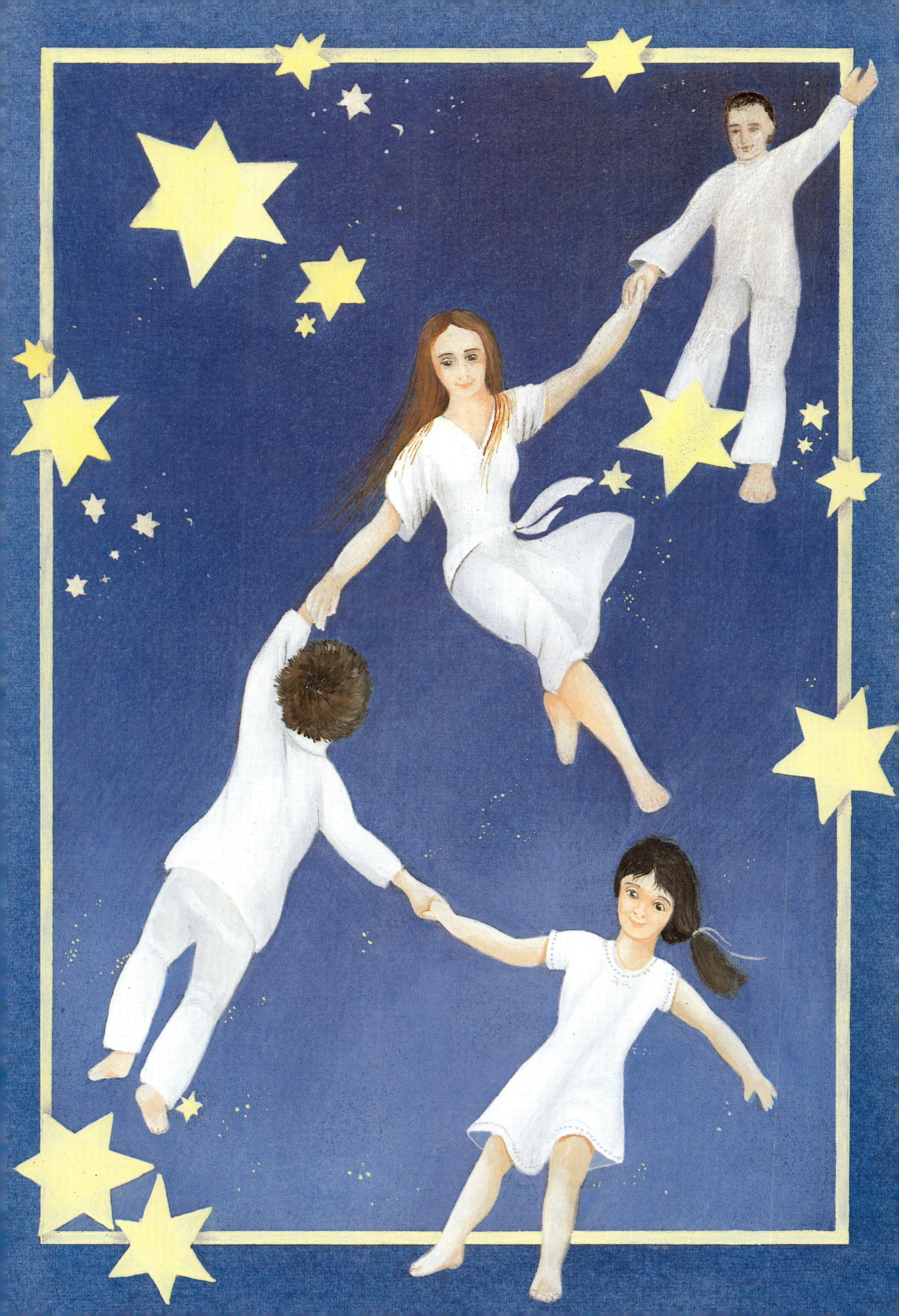

Es ist nicht hell und nicht dunkel, nicht kalt und nicht warm. Sie lachen und tanzen gedankenschnell durchs Sternenmeer. Willi erzählt Susanne und Peter die Geschichte von Gott und den Menschen.

«Gott schuf diese Welt vor Millionen von Jahren. Er gab den Tieren ihre Gestalt und ihre Namen. Er liess sie wachsen und gedeihen. Die Meerestiere lebten im Wasser, die Wüstentiere im Sand und die Waldtiere unter den Bäumen.

Als einziges Lebewesen konnte der Mensch Hitze und Kälte ertragen. Nur die Menschen konnten in der Wüste genauso gut überleben wie im ewigen Eis. Sie lernten, einander zu helfen. Aus Blättern und Fellen machten sie sich Kleider. Sie suchten in Höhlen Schutz und bauten Hütten. Schneller als alle anderen Lebewesen lernten sie, die Welt zu verstehen. Deshalb rief Gott die Menschen zu sich zurück und machte ihnen ein grosses Geschenk.

Gott sagte ihnen: 'Ich werde neue Seelen schaffen, die alle ein Teil von mir sind. Sie werden einen freien Willen haben und sich auf der Erde ihre Wohnstätte suchen. Sie

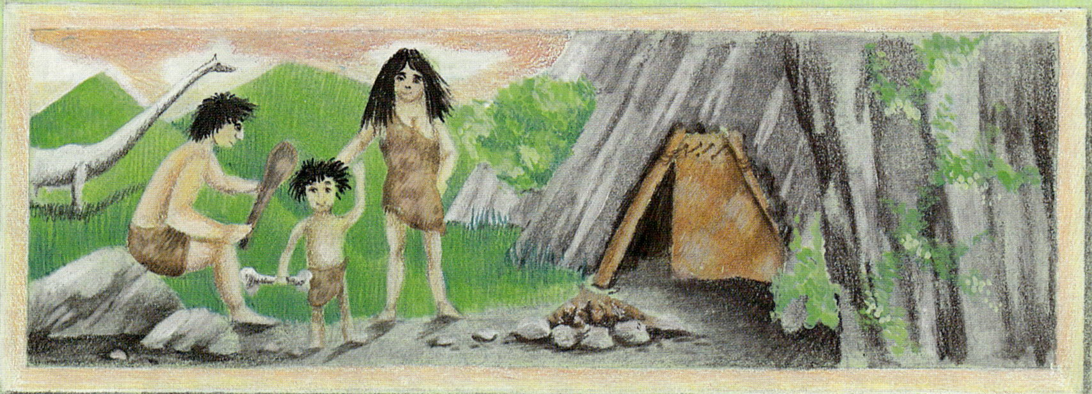

werden entscheiden können, wie sie ihr Leben führen wollen. Und sie werden aus dieser Erde einen besseren Ort machen, zum Segen für alle Menschen.'»

Willi erzählt weiter: «Wenn die Seelen ihr Leben gelebt und ihre Arbeit getan haben, dann kehren sie heim zu Gott. Von ihm sind sie gekommen; zu ihm gehen sie zurück. Was sie auf Erden Gutes getan haben, das bringen sie Gott als Geschenk.»

Theresa fügt hinzu: «Gott hat euch das Leben geschenkt. Tragt Sorge dazu. Ihr seid einzigartig und schön, wie jeder Mensch auf dieser Welt. Einzigartig und schön, weil Gott sich in allen Menschen spiegelt.

Was ihr aus eurem Leben macht, ist das Geschenk, das ihr Gott zurückbringt.» Theresa strahlt. Ihre Augen leuchten.

«Es ist Zeit für euch, in die Betten zurückzukehren», sagt Theresa zu Peter und Susanne. Zum Abschied singt ihnen Willi nochmals ihr Lieblingslied.

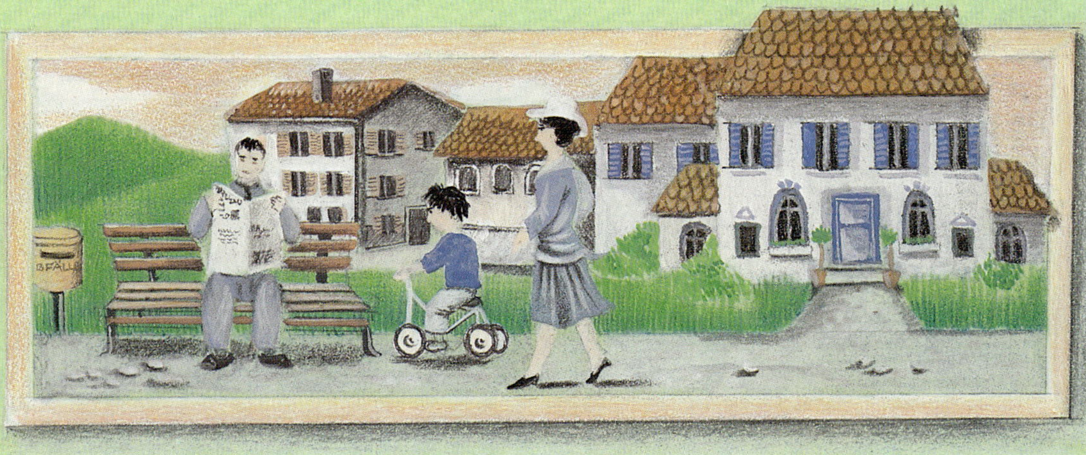

«Wenn ihr aufwacht, werdet ihr ausgeruht und glücklich sein», sagt Willi. «Ihr werdet an das Erlebte denken wie an einen Traum. Aber es war kein Traum. Vergesst nie, dass wir bei euch sind, auch wenn ihr uns manchmal nicht sehen könnt. Das soll euer Geheimnis sein.»

Theresa mahnt die Kinder: «Denkt an die Liebe und den Frieden in dieser anderen Welt. Ihr solltet andere nicht kritisieren oder verurteilen, denn alle Menschen müssen lernen und wachsen. Versucht, die Menschen, die euch begegnen, zu verstehen und gernzuhaben.»

Sie umarmen sich. Susanne und Peter fühlen sich geborgen und glücklich. Als sie erwachen, liegt jedes in seinem Bett.

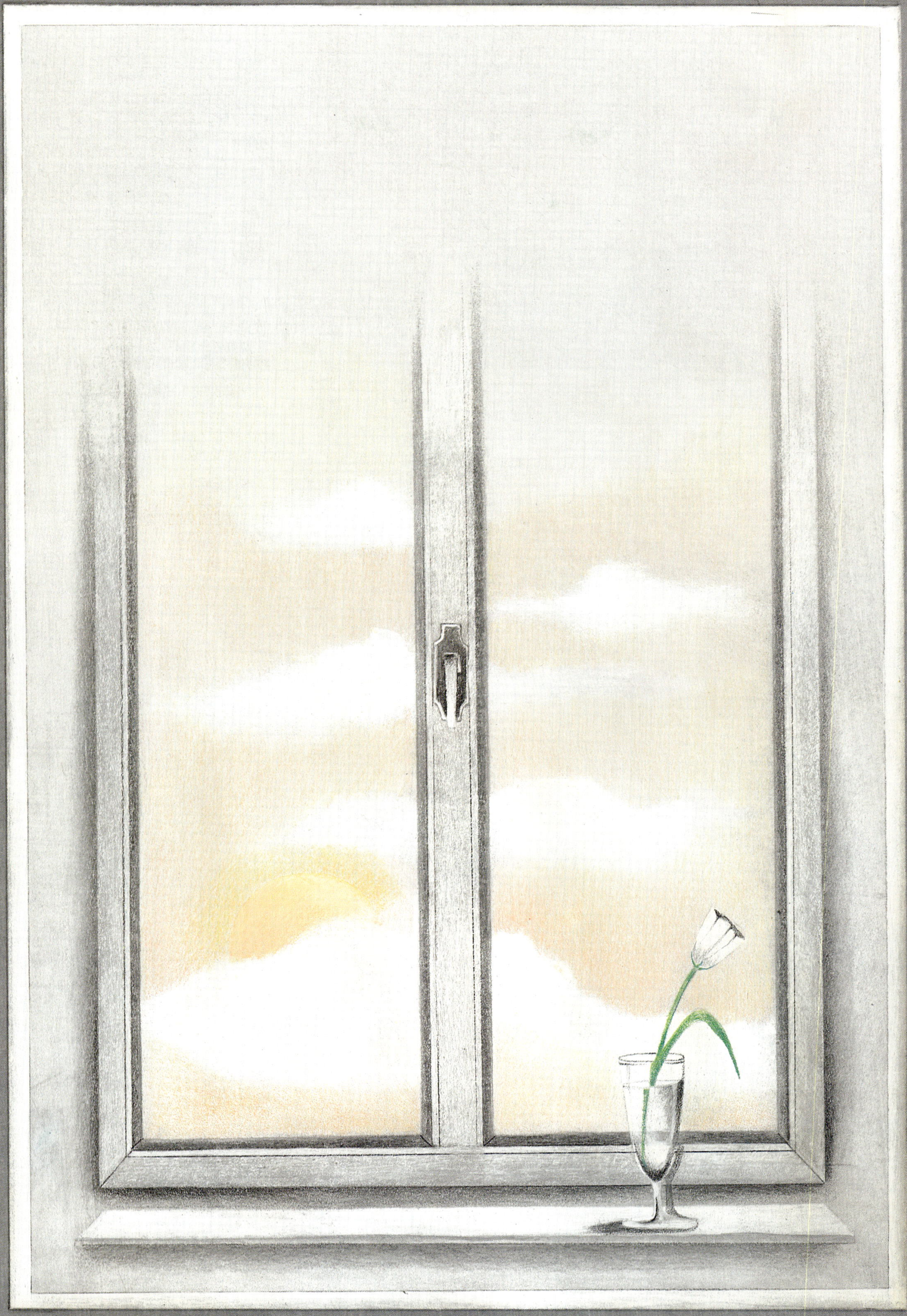

Der Sommer kam und verging. Die Blätter fielen von den Bäumen. Susanne und Peter sahen sich seltener. Susanne würde bald zur Schule gehen. Aber Peter war schwach und bleich geworden. Er musste ins Spital.

Susanne vermisste ihn. Sie hätte Peter gern einen Brief geschrieben, aber sie konnte ja noch nicht schreiben. Ihre Mutter wollte sie nicht darum bitten. Sonst hätte sie das Wichtigste auslassen müssen: Theresa und Willi hatten Susanne gesagt, dass Peter bald für immer in die andere Welt gehen würde.

Susanne sass traurig im Sandkasten und überlegte: «Wie kann ich es Peter sagen?» Sie dachte daran, was sie von ihren Freunden gelernt hatte. Und plötzlich fiel ihr ein, dass sie Peter in der Nacht im Spital besuchen konnte. Sie musste es nur stark genug wollen.

Sie war von Stern zu Stern geflogen. Sie war im Garten mit dem Wasserfall und all den glücklichen Menschen gewesen. Warum sollte es ihr nicht gelingen, zu Peter ins Spital zu fliegen?

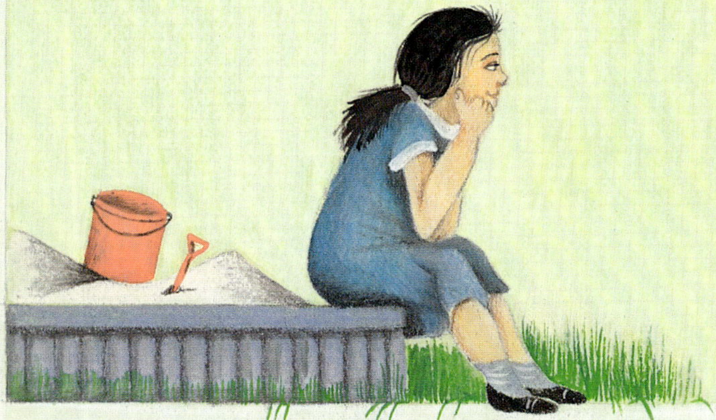

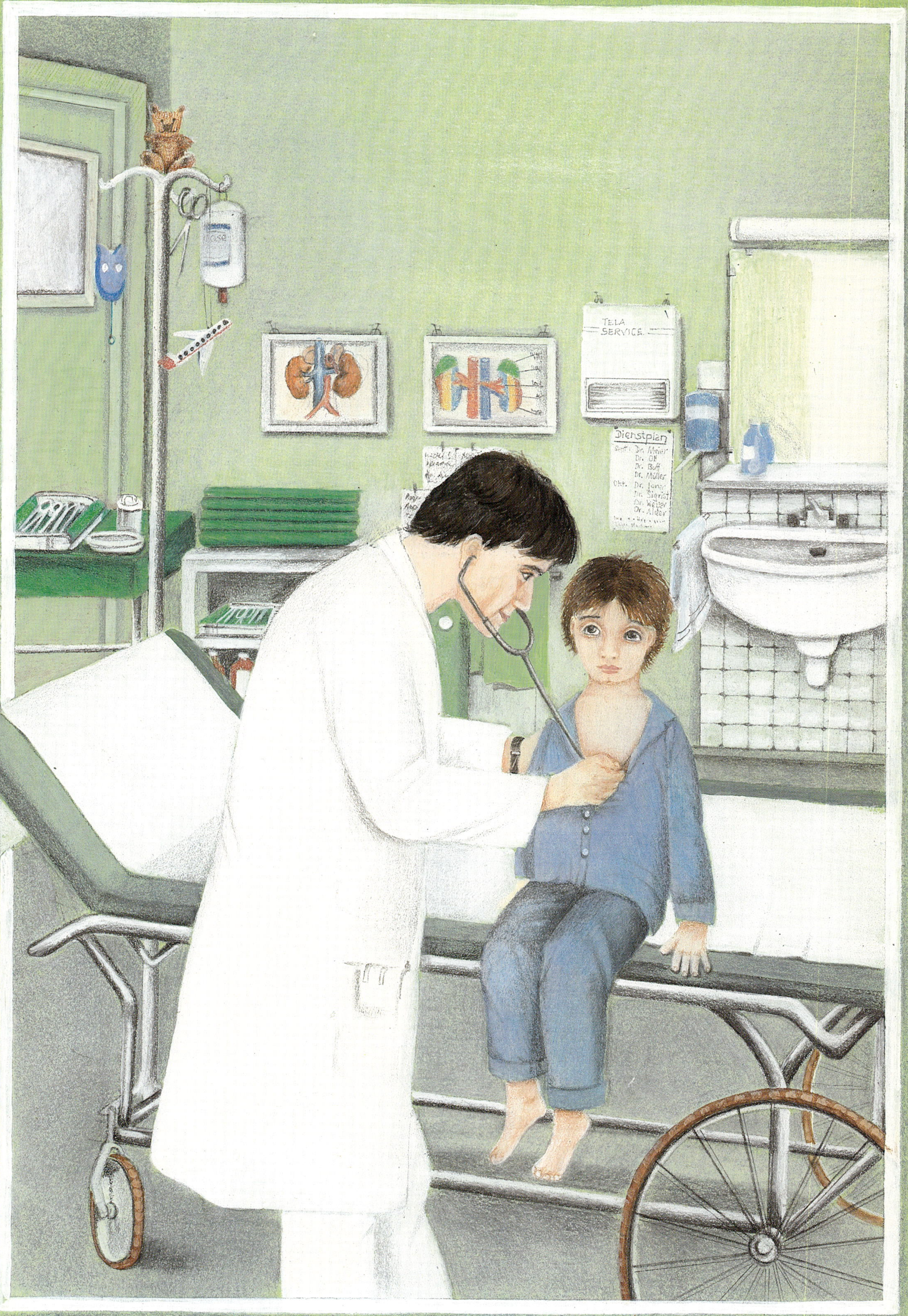
TELA SERVICE
Dienstplan
Dr. Meier
Dr. Buff
Dr. Müller
Dr. Sigrist
Dr. Alder

Susanne wälzte sich schlaflos im Bett hin und her. Wussten Peters Eltern, dass ihr Sohn bald für immer von ihnen fortgehen würde? Weshalb wussten die Erwachsenen nicht, wie schön die Welt ist, in die wir zurückkehren, wenn Gott uns ruft? Ahnten die Erwachsenen, dass in dieser anderen Welt niemand bestraft wird? Und dass es dort keinen Schmerz, keinen Kummer und keine Sorgen gibt?

Am Sonntag durfte Peter vom Spital nach Hause. Susanne besuchte ihn. Er sah anders aus als sonst. Ganz fremd. Seine Lippen waren trocken, unter den Augen lagen dunkle Schatten. Susanne liess ein paar Sandkörner in seine Hand gleiten und eine Blüte vom Baum, der beim Sandkasten stand.

Peter sah sie mit grossen Augen an. Ihr schien, als habe er Mühe, zu denken oder zu sprechen. Der Sand rann aus seinen Fingern, die Blüte lag auf der Decke. Dann huschte ein schwaches Lächeln über sein Gesicht. Er flüsterte: «Denkst du an unser Geheimnis?» Sie nickte und nahm seine Hand, die die Sandkörner festzuhalten versuchte.

Sie hatte Tränen in den Augen. Bevor sie Peter Lebewohl sagen konnte, zog sie jemand von seinem Bett fort und führte sie hinaus.

«Denkst du an unser Geheimnis?» Peters Frage begleitete Susanne noch lange.

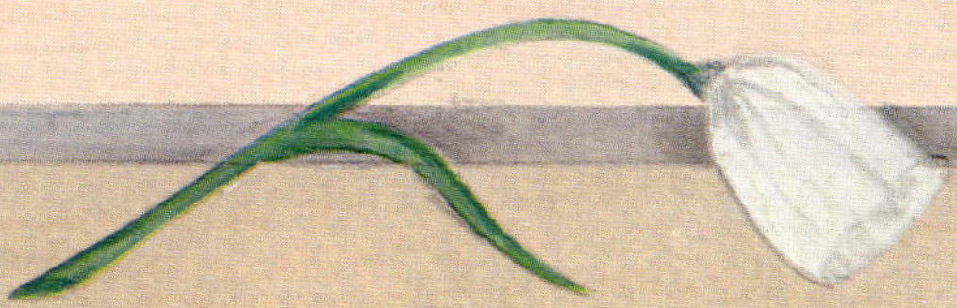

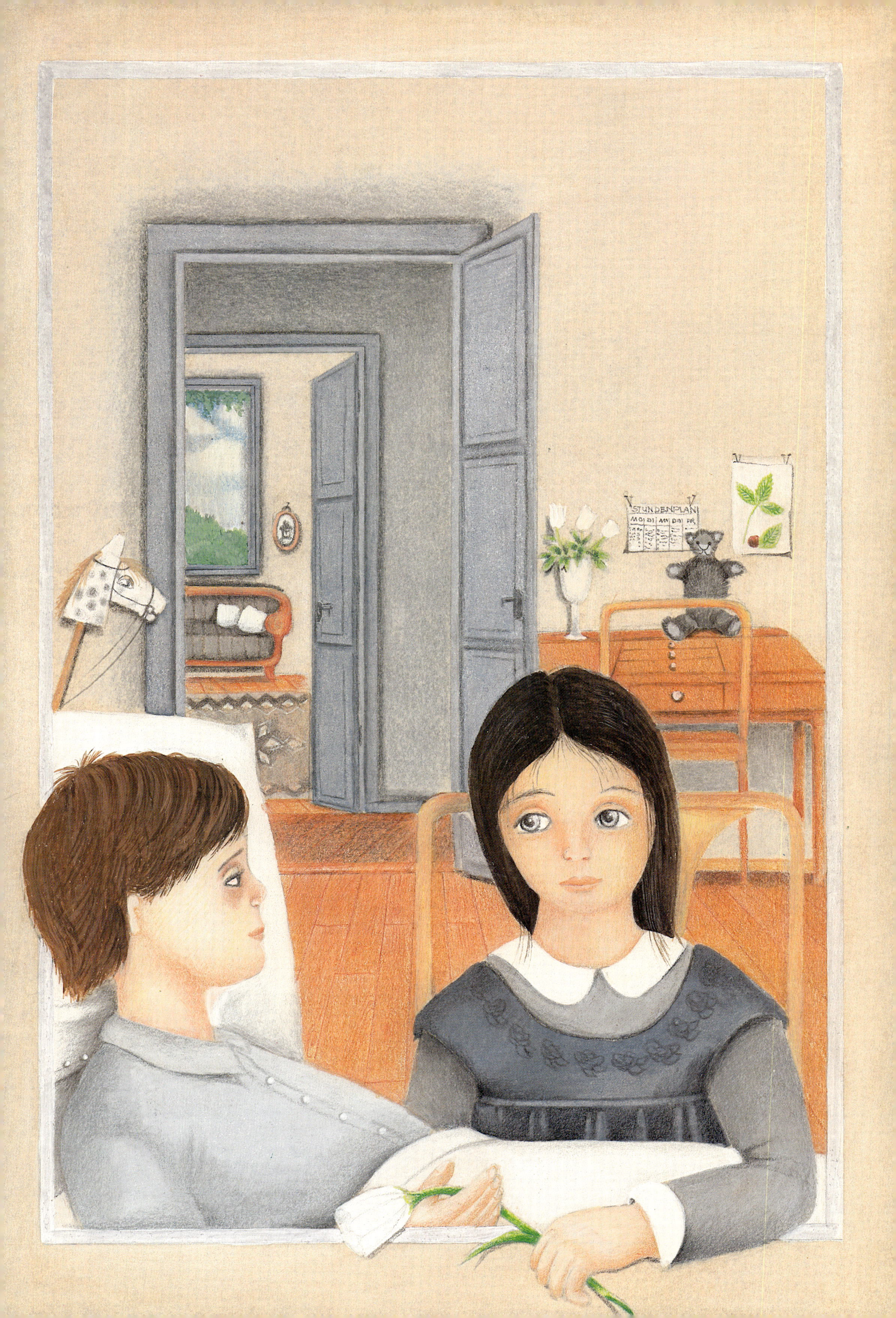
STUNDENPLAN
MO DI MI DO FR

Eine Woche später war Peters Beerdigung. Susanne stand zwischen vielen Erwachsenen und sah Peters Gesicht nur kurz, als sie an seinem Sarg vorüberging.

Peters Hände waren über dem weissen Hemd gefaltet, seine Augen geschlossen. Er war sehr blass. Susanne wusste, dass dieses Kind im Sarg nicht der wirkliche Peter war. Peter hatte seinen Körper verlassen wie ein Schmetterling seine Hülle, wenn es Zeit für ihn ist, auszuschlüpfen und wegzufliegen.

Susanne schloss die Augen. Sie hörte die Erwachsenen flüstern und weinen. Mit ihren Gedanken war sie weit weg. Susanne wusste, dass Peter bei Theresa und Willi war, und sie hörte Willi singen:

Kommt in meine Welt, meine Kinder.
Kommt in das Land des Friedens.
Kommt in das Land der Liebe
– in das Land wo es keine Tränen gibt
und keinen Schmerz.
Kommt in meine Welt, meine Kinder!

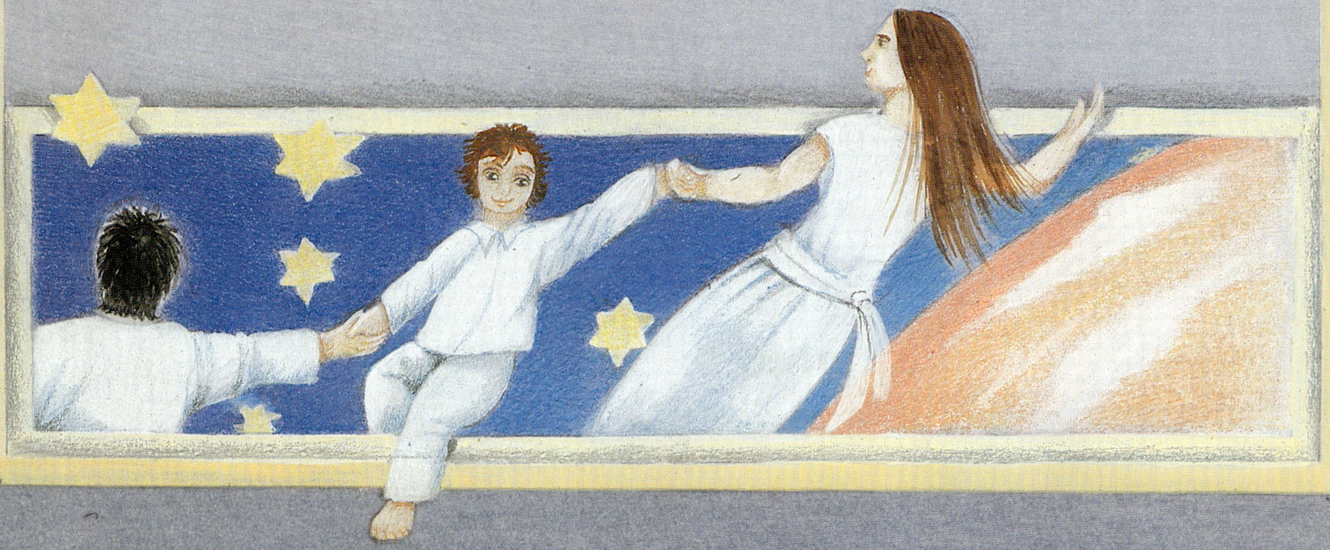

Susanne sah Theresas weisses Kleid, ihre langen braunen Haare und ihre ausgestreckte Hand. Sie sah Peter, wie er strahlte, lachte und mit Willi sang. Sie wusste: Peter wird mich mit Theresa und Willi von Zeit zu Zeit besuchen. Sie werden mir helfen, wenn ich einsam bin, wenn Mutter müde ist, oder wenn ich es schwer habe in der Schule. Peter wird auch bei mir sein, wenn ich im Sandkasten spiele. Und er wird fragen: «Denkst du an unser Geheimnis?»

Susanne nahm den Gottesdienst kaum wahr. Die meisten Erwachsenen weinten, aber Susanne weinte nicht. Sie dachte an die schönen Zeiten, die sie mit Peter verbracht hatte. Sie waren sich nie böse gewesen. Nie hatten sie sich gequält oder etwas zuleide getan. Sie hatten immer an die Liebe gedacht, die sie spürten, wenn sie mit Theresa und Willi zusammen waren. Und sie hatten immer gehofft, so schön und so gut zu werden wie ihre Schutzengel. Susanne war überzeugt, dass Theresa und Willi ihre Schutzengel waren.

Gerade, als sie darüber nachdachte, hörte Susanne den Pfarrer sagen: «... Peter ist jetzt ein Engel.» Sie wusste, dass es richtig war, so an Peter zu denken.

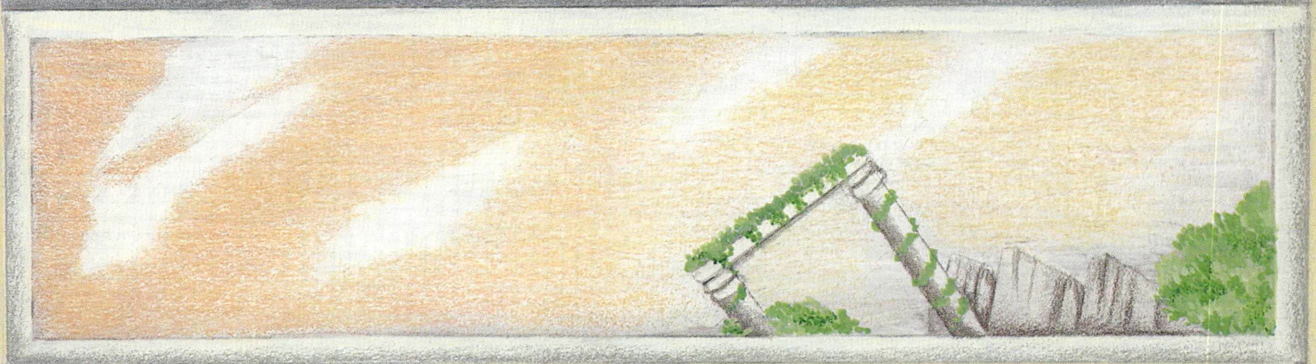

Susanne schaute verstohlen zu ihrer Mutter und sah Tränen in ihren Augen. Sie dachte daran, dass sie jetzt ihrer Mutter nochmals von Theresa und Willi erzählen sollte. Sie musste ihr sagen, dass sie Engel waren. Schutzengel. Vielleicht konnte sie ihr auch erklären, dass – irgendwo in der anderen Welt – auch ihr Vater ein Engel war.

Susanne schloss die Augen. Viele Bilder zogen an ihr vorbei. Sie sah sich als Schulmädchen, als erwachsene Frau, sah sich alt werden. Sie wusste, dass ihre drei zuverlässigen Freunde sie ihr ganzes Leben hindurch begleiten würden: Theresa, Willi und Peter, ihre Schutzengel. Sie wusste, dass auch ihr Vater bei ihr sein würde, wann immer sie ihn brauchte.

Wieder hörte sie Peters vertrautes Flüstern: «Denkst du an unser Geheimnis?» Und diesmal gab sie ihm Antwort. «Ja, ich denke daran», sagte sie leise. «Ich werde immer daran denken, meine unsichtbaren Freunde.»

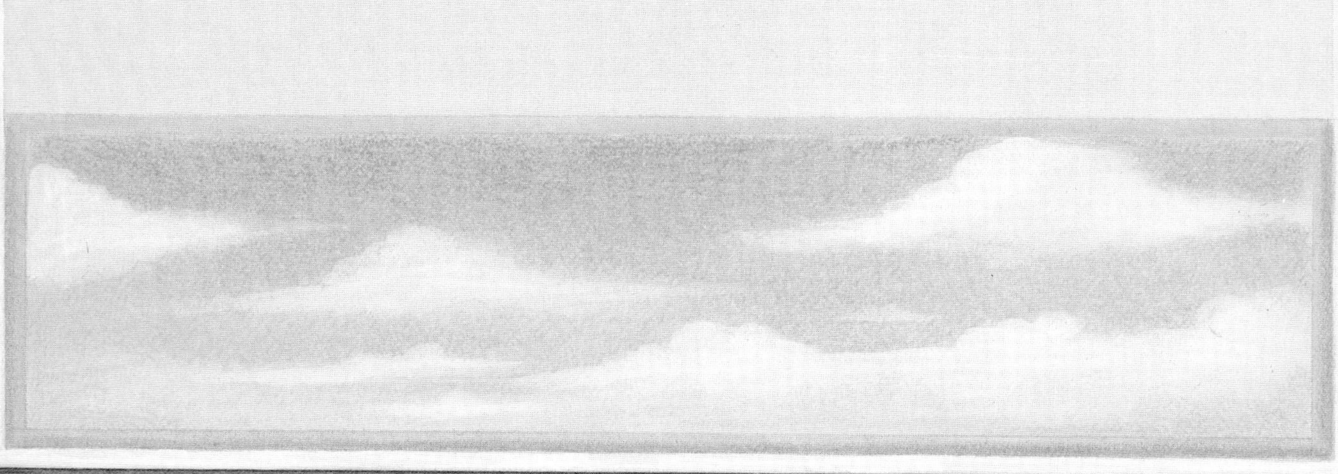

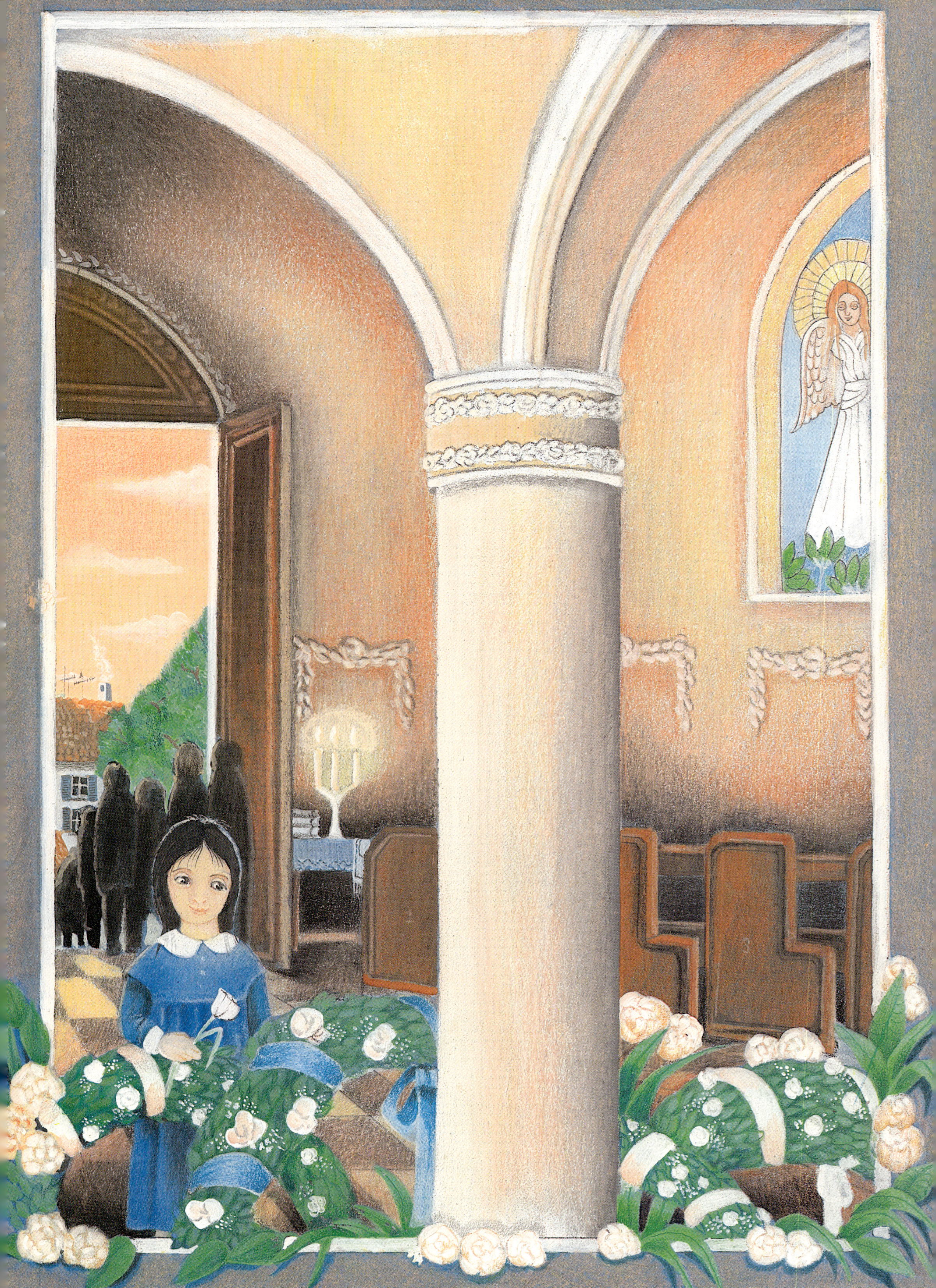

Die amerikanische Ausgabe erschien unter
dem Titel «REMEMBER THE SECRET» im Verlag
Celestial Arts, Berkeley, Calif. USA

Gestaltung Madlaina Rothmayr

1.–20. Tausend 1985
ISBN 3-85569-037-5

Auslieferung für den Buchhandel:
Oesch Verlag, Glattbrugg-Zürich
ISBN 3-85833-335-2